AF473185

BIBLIOTHÈQUE DES SCIENCES UTILES

ORGANISATION

DU

CORPS HUMAIN

Traité d'Anatomie-Physiologique, suivi des Notions principales

DE

L'HYGIÈNE

L'ouvrage est accompagné de 32 dessins figuratifs.

ONZIÈME ÉDITION

Revue, corrigée et augmentée.

BORDEAUX
IMPRIMERIE NOUVELLE A. BELLIER
16, RUE CABIROL, 16

1874

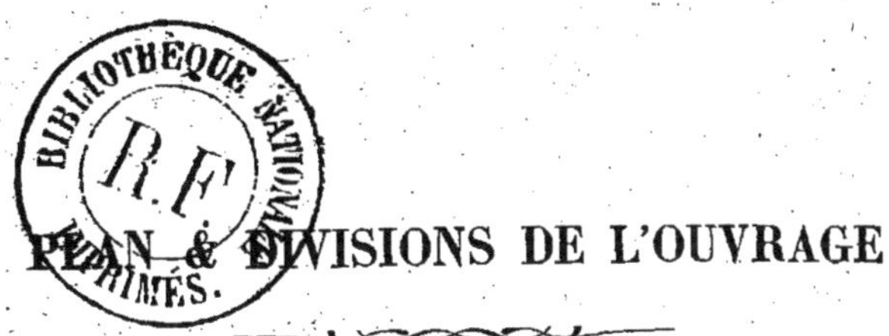

PLAN & DIVISIONS DE L'OUVRAGE

L'Anatomie décrit la structure du corps humain ; la Physiologie, les fonctions des organes, les divers phénomènes de la vie ; l'Hygiène donne les préceptes à suivre pour prévenir les maladies, et assurer la parfaite régularité des fonctions de l'économie. L'étude de ces sciences suppose la connaissance des notions élémentaires de la Chimie ; aussi avons nous fait précéder notre travail, d'un tableau synoptique de ces rudiments. Voyez page.. 3

TABLEAU DES NO

Appliquée à l'Étude de la

CORPS COMPOSÉS	ÉLÉMENTS SIMPLES	PRINCIPES INORGANIQUES
AIR	**Oxygène** **Azote** **Carbone**	Sur 100 parties d'air atmosphérique, on trouve environ 20.81 d'Oxygène et 79.19 d'Azote; le Carbone n'entrant que pour une très faible part dans cette composition. L'Oxygène est un gaz inflammable, indispensable aux animaux, dont il vivifie le sang. L'Azote n'est pas respirable; cependant il entre, comme principe nutritif, dans la plupart des aliments. C'est un gaz qui, à l'état pur, asphyxie les animaux et éteint les corps enflammés. Au point de vue physiologique, l'Azote jouit des mêmes faveurs que le Carbone, qui entre aussi dans l'alimentation pour une forte proportion. On sait que le diamant, la mine de plomb, le noir de fumée, le charbon, sont des variétés du Carbone. Ce corps, qui est solide, insoluble, brûle à une température élevée. En se combinant avec l'Oxygène, il donne naissance à l'Acide carbonique, qui asphyxie les animaux et sert cependant à la respiration de la plupart des végétaux.
ACIDE carbonique	**Carbone et Oxygène**	
EAU	**Hydrogène et Oxygène**	Un volume d'Oxygène et deux d'Hydrogène constituent l'eau. Tout le monde en connaît les usages. Pour être potable, elle doit dissoudre parfaitement le savon et bien cuire les légumes. L'Hydrogène, impropre à la respiration, asphyxie les animaux, éteint les bougies allumées; il ne devient inflammable qu'au contact de l'Oxygène, et sert ainsi à l'éclairage.
SEL marin	**Chlore et Sodium**	Le Chlore est un gaz jaune-verdâtre, d'une odeur très piquante. On s'en sert pour désinfecter les lieux d'où s'échappent des miasmes putrides. Combiné avec de certains métaux, il donne les Chlorures. Sa combinaison la plus connue est le Chlorure de sodium ou sel marin, dont les usages sont si importants. On sait, en effet, que le sel sert à assaisonner nos aliments; de plus, il engraisse les animaux et conserve les viandes.
	Fer	Le Fer est un métal fort dur, de couleur grisâtre, et jouissant de la propriété magnétique. Il entre, pour une proportion modeste, dans la composition du sang, et se loge dans les globules rouges qui renferment de l'Oxygène. La couleur rouge doit probablement provenir de la combinaison de ce gaz avec le fer, produit qu'on appelle Peroxyde de fer, employé par la médecine.
ACIDE sulfurique	**Soufre et Oxygène**	Le soufre est très répandu. Il entre dans la composition de l'Albumine, par suite, de nos tissus. On l'emploie en médecine pour les maladies de la peau. Le Soufre avec l'Oxygène, produit l'Acide sulfurique, vulgairement appelé Huile de vitriol. Ses usages sont nombreux; c'est avec lui qu'on obtient les autres acides, ainsi que l'Alun, l'Ether, le Chlore. Il absorbe l'humidité de l'air et charbonne les matières organiques.
	Phosphore	C'est un corps transparent, mou, qu'on ne trouve jamais à l'état de pureté dans la nature. Il est lumineux dans l'obscurité. On le rencontre à l'état de combinaison (phosphates) dans les muscles, les os, l'urine, et il entre dans la composition de l'Albumine. (Voyez 2me colonne).

TIONS DE CHIMIE
Physiologie et de l'Hygiène

COMPOSÉS ORGANIQUES	PRINCIPES ORGANIQUES
	Matières Albuminoïdes
	Les Albuminoïdes ont pour base commune la Protéine, dont la composition chimique est : 40 parties de Carbone, 34 d'Hydrogène, 5 d'Azote, 12 d'Oxygène.
Albumine	L'Albumine constitue le blanc d'œuf et la partie principale contenue dans le sérum du sang. Cette substance contient du soufre et du phosphore.
Fibrine	Comme la précédente, la Fibrine est contenue dans la graine des végétaux et dans l'œuf. On la trouve en grande quantité dans la lymphe et le sang ; elle serait même la base des muscles.
La Pepsine —	C'est un principe ou la base même du suc gastrique.
Globuline —	Elle est la base des globules sanguins.
Diastase	Se développe près des germes des plantes germées, et se rencontre dans la salive et le suc pancréatique, où on la nomme Ptyaline. Son rôle est de transformer l'amidon en sucre.
Caséine	Substance blanche et nutritive du lait; c'est la base des divers fromages. On la trouve aussi dans certaines plantes légumineuses.
Urée	C'est le résidu de l'oxydation des matières albuminoïdes dont s'est nourri l'animal; il est expulsé du corps par les urines, et un homme en rend de 30 à 40 grammes par jour.
Acide urique	Comme l'Urée, c'est un dérivé du principe protéique qui se trouve dans l'urine, mais en moins grande quantité.
	Principe amylacé — Carbone, 12 parties ; Hydrogène 10; Oxygène 10.
Amidon **Fécule**	Ce sont les formes les plus simples du principe amylacé, qui, on le sait, entre considérablement dans l'alimentation. Le type de l'Amidon est dans le blé, celui de la Fécule est dans la pomme de terre.
Dextrine	C'est une modification de l'Amidon, que produit l'Albumine en voie de décomposition, soit aussi la Diastase.
Glycose	Le Glycose, à son tour, est une transformation de la Dextrine. C'est un sucre moins doux que le sucre de canne, et qui contient un peu plus d'eau que ce dernier.
Sucres	Toutes les variétés de sucres peuvent être ramenées au type du Glycose. Le principe sucré existe dans les végétaux, et, par l'alimentation, entre dans l'organisme. On sait que son excès dans le sang produit la maladie nommée le Diabète.
Alcool	Ramenés au type du glycose et soumis à l'influence de la fermentation, les sucres dégagent de l'Acide carbonique et produisent l'Alcool. (Sa formule est Carb. ^{4} Hydr. ^{6} Oxyg. ^{2}).
Acide acétique	C'est la base de tous les vinaigres. Il est formé par l'Alcool, soumis à l'action de l'Oxygène. (Carb. ^{4} Hydr. ^{6} Oxyg. ^{2}).
Glycérine	C'est un composé assez analogue à l'Alcool, sirupeux, sucré, qui entre dans la composition des corps gras.
	CORPS GRAS — Carbone, Hydrogène et Oxygène en proportions variables
Graisses **Beurres** **Huiles** **Suifs**	**Glycérine** **Acide margarique.** **Acide oléique** **et** **Acide stéarique** — Tous les corps gras sont composés de Glycérine et des trois Acides que nous indiquons; seulement, l'Acide margarique domine dans les graisses et les beurres, l'Acide oléique dans les huiles, et l'Acide stéarique dans les suifs.

PETIT ENTRETIEN

SUR

L'ANATOMIE-PHYSIOLOGIQUE & L'HYGIÈNE

Pour servir d'introduction à l'étude de ces Sciences.

Chose inouïe ! jusqu'à ce jour, la répugnance puérile que semblait causer, au milieu de préjugés vulgaires, l'étude du corps humain, avait fait regarder la science anthropologique comme appartenant exclusivement au domaine si vaste de ceux qui se destinent à l'art de guérir. L'ignorance des uns, la froide indifférence des autres, s'unissaient pour bannir et déclarer inutile l'étude des sciences qui traitent de l'homme et de sa conservation. Et, cependant, il n'est peut-être pas de connaissance humaine, capable, comme celles-ci, de constituer les moyens d'atteindre, dans de certaines limites, le fantôme ailé, comme dit le poète, qu'on appelle *bonheur*, et qui, à chaque instant, semble fuir les mortels !

Ces sciences nous enseignent, en effet, ce que peuvent produire en forces musculaires, en excitations nerveuses, en actions cérébrales, ces hommes rivés à la chaîne du travail, cette nécessité de l'existence humaine. Elles nous enseignent, en outre, les moyens de longtemps produire, en nous aidant à éviter la maladie et à conserver notre santé.

D'autres auteurs ont rappelé que Vaucanson, le célèbre mécanicien, consultait fréquemment la structure du corps humain ; nous soutenons hautement qu'il n'est pas un architecte, un économiste, un ouvrier, un homme d'Etat, personne enfin, qui ne puisse tirer profit de l'étude de la structure, de la physiologie, et de l'hygiène du corps de l'homme.

Mais, outre qu'elle est utile, cette science est curieuse et très intéressante ; elle nous révèle, jusqu'à un point donné, certaines métamorphoses de la matière, qui étaient ignorées des siècles passés. Pour preuve, nous voulons étonner le lecteur peu familiarisé avec les progrès de la science moderne, en donnant la parole à une partie d'un de ces corps inertes de la nature, à un atome de carbone, qui débitera ce qui suit : [1]

« Je ne puis dire quand je naquis; seulement je me souviens que la première fois que je vis la lumière, une main humaine venait de m'extraire d'une des couches carbonifères qu'on rencontre en Sibérie. Alors, je faisais partie d'un beau diamant, [2] limpide incolore, qu'un russe vendit à un marchand juif, qui le fit tailler par un joaillier. Ce dernier, en formant une facette, me sépara de la masse du diamant, et je tombai dans un éclat.

» Cependant je ne tardai pas à être cédé à un chimiste qui désirait faire quelque expérience. L'éclat fut jeté dans un récipient rempli d'oxygène et soumis à une chaleur intense. Bientôt, une merveilleuse transformation me sépara des autres atomes de l'éclat, nous divisa tous, et j'entendis alors le chimiste s'écrier qu'au lieu de diamant et d'oxygène, son récipient ne renfermait plus que de l'acide carbonique. Le savant ouvrit le vase, et je disparus, voyageant dans ce que l'homme appelle l'air atmosphérique. Le premier être animé que j'aperçus fut un oiseau, qui, me fuyant avec mépris, m'avoua que j'étais impropre à sa respiration. Cette révélation me causa du chagrin : partie intégrante d'acide carbonique, j'étais méprisée de tous les animaux. Tandis que je gémissais sur mon nouveau sort, des cris de détresse vinrent jusqu'à moi. C'était une petite plante, toute chétive, qui paraissait m'appeler à son secours. Je me présentai à elle ; mais elle m'absorba bien vite, et en vertu d'une divine métamorphose, je passai bientôt dans la texture de son tissu.

» Mais la petite plante devait périr. Un maraîcher, qui la choyait naguère, la coupa un jour brutalement, la jeta dans un panier et la porta au marché. La pauvre plante fut vendue à une ménagère. Celle-ci l'emporta chez elle, et en prépara un mets qui parut délicieux à monsieur son mari. Cet homme, en effet, m'avala sans pitié.

» Pendant que j'étais resté dans la plante, de nombreuses transformations, que Dieu seul connaît, m'avaient jeté dans un milieu où je trouvai combinés divers principes, tels que de l'oxygène, de l'hydrogène, des sels ; et c'est en leur compagnie, que je me présentai dans l'estomac de mon mangeur. Je fus d'abord absorbé par des vaisseaux qui me conduisirent au cœur ; celui-ci me poussa dans un poumon, d'où je revins au cœur. Une impulsion nouvelle m'envoya au cerveau...

» Il est certain que je suis impuissant à décrire les métamorphoses successives dont je fus l'objet... mais je puis affirmer que j'entrai bientôt dans la composition d'une cellule nerveuse, qui recevait les impressions transmises par les filets du nerf optique. La seule sensation optique qu'il me soit permis de me rappeler, est celle d'un spectacle ravissant : c'était au printemps, le soleil éclairait le paysage de ses rayons dorés, et l'œil auquel correspondait ma cellule, prenait plaisir à contempler les mille merveilles de la nature...

» Mais élément décomposable d'un corps humain décomposable aussi, la cellule cérébrale dut bientôt remplacer ses principes usés, et me jeta alors dans le torrent sanguin, qui revenait au cœur. Du cœur, j'allai dans les poumons, et, comme à la suite des innombrables transformations de la matière, j'étais redevenu partie intégrante d'acide carbonique, je me vis expulsé du corps de mon mangeur, par ces derniers organes, qui me jetèrent au vent... » [3]

Nous n'irons pas plus loin. Laissons plutôt notre lecteur, poussé par la curiosité, demander aux notions contenues dans

(1) Fragment extrait d'un travail que nous nous proposons de publier sous ce titre : *Les mystères de la nature.*

(2) Voyez le mot carbone au tableau de chimie. Du reste, il sera toujours bon de consulter ce dernier pour tous les corps chimiques, dont il est parlé dans ce récit.

(3) Nous avons dû abréger cette petite histoire d'un atome de carbone, en supprimant tous les développements et les termes scientifiques, que n'aurait pu entendre le lecteur supposé.

cet ouvrage, l'explication [1] des phénomènes qui viennent de lui être révélés, et passons maintenant à l'examen rapide des dispositions générales du corps humain.

L'homme est formé de trois parties principales : la *tête*, le *tronc* et les *membres*. [2] La tête, d'une extrême mobilité, renferme le cerveau et les appareils de la vue, de l'odorat, de l'ouïe et du goût.

Le tronc comprend deux cavités : la *poitrine* et l'*abdomen*, séparées par un large muscle interne : le *diaphragme*. La poitrine renferme les organes principaux de la respiration et de la circulation, tels que les poumons, les bronches, etc., d'une part ; d'autre part, le cœur, l'aorte, etc. La poitrine est aussi traversée par le tube digestif, les troncs artériels et veineux, qui se rendent dans l'abdomen. Ce dernier contient l'estomac, le foie, l'intestin et d'autres viscères.

Les membres sont divisés en supérieurs, les *bras*, et en inférieurs, les *jambes*.

Le *cou*, partie intermédiaire entre la tête et la poitrine, renferme l'organe de la voix.

Les dimensions générales de l'homme sont données par une charpente osseuse nommée *squelette*.

Les cavités du tronc, du cou, les os de la face et des membres sont enveloppés d'une masse charnue *(les muscles)* qui donne au corps la forme humaine. Elle est, elle-même, recouverte d'une *peau* douée d'une grande sensibilité tactile, et dont dérivent les cheveux et les ongles. La peau est formée d'une couche superficielle : l'*épiderme*, et d'une seconde couche : le *derme*, riche en nerfs et pourvu de tubes où passe la transpiration.

On estime que la composition d'un homme pesant 70 kilog. peut se répartir en 28 kilog. de muscles, 12 d'os, 10 de graisse, 6 de viscères (cœur, estomac, etc.), 9 de sang et 5 de peau. L'eau, toutefois, forme les trois quarts du poids intégral du corps humain.

L. PRÉVAL et P. DENYS.

(1) Hâtons-nous de déclarer que la science marche à grands pas, et qu'elle arrivera sans doute à la connaissance des lois générales qui régissent tant de phénomènes merveilleux ; mais la cause première d'où tout dérive restera, comme le divin mystère de l'association de l'âme au corps, la suprême inconnue. Il n'appartiendra jamais à la raison humaine d'aller au-delà de ses attributs.

(2) Voyez planche n° 1.

PARTIE ANATOMIQUE

1° — Eléments moléculaires des tissus du corps.

Dans son expression la plus simple, l'être organisé est un corps spongieux, composé de la réunion d'une multitude de cellules, dont les éléments sont des substances minérales telles que le carbone, l'oxygène, l'azote, le phosphore (1), etc.. — Chaque cellule est une espèce de vessie (vésicule) plus ou moins imperceptible, et contenant des matériaux qui se renouvellent sans cesse. Il s'opère, en effet, dans chacune de ces cellules, un double mouvement d'assimilation et désassimilation (2) qui constitue les deux grands principes de la vie.

Le corps celluleux est donc la base de tous les tissus, dont les principaux sont :

1° Le *tissu cellulaire*, très-répandu dans l'organisme, et dans les mailles duquel s'emprisonne la graisse, sous forme de petites vésicules jaunâtres, remplies d'un liquide huileux ;

2° Le *tissu fibreux*, qui se compose de filaments longs, déliés, qu'on appelle fibres. C'est ce tissu qui forme les tendons, les aponévroses et autres membranes. — Il y a aussi la fibre contractile, irritable, dont la réunion en faisceaux constitue les muscles. — Les tendons (3), généralement roulés en cordons, sont les attaches des muscles sur les os ; l'aponévrose, bande lamineuse et nacrée, sert d'enveloppe aux faisceaux musculaires ;

3° Le *tissu osseux*. On sait que les os sont les parties les plus solides du corps de l'animal. Ils sont formés de deux substances, l'une compacte, l'autre spongieuse, dans la composition desquelles entrent une matière particulière, l'*osséine*, et des sels minéraux.

La substance compacte est à la surface ; l'autre forme la seconde couche ;

4° Le *tissu nerveux* (médullaire), qui forme le cerveau, la moelle épinière et les nerfs ;

5° Enfin, le *tissu glandulaire*, qui constitue les organes destinés à extraire du sang des principes particuliers, est généralement formé d'une une membrane molle et veloutée.

(1) Consultez notre petit tableau de chimie.

(2) Il y a désassimilation, quand les anciens matériaux sont expulsés pour faire place aux nouvelles molécules appelées par l'acte de l'assimilation. On appelle également cette double opération le *mouvement moléculaire*.

(3) Voyez pl. 10. fig. 3. —

Ce sont ces tissus et quelques autres qui composent toutes les parties de l'organisme, tous ces organes (1) dont nous allons examiner la structure, la disposition générale, en les rangeant dans l'ordre suivant :

Appareils des mouvements » des sensations	Servant aux fonctions de relation, c'est-à-dire aux rapports de l'organisme avec ce qui l'entoure.
Appareils de la digestion » de la circulation » de la respiration » de l'absorption » des sécrétions	Concourant aux fonctions de la nutrition, en vertu de laquelle l'animal satisfait aux nécessités matérielles de ses organes.

---

1. — Description des organes concourant aux fonctions de relation.

APPAREILS DES MOUVEMENTS

Les agents des mouvements sont les *os* et les *muscles*. Nous avons déjà parlé des substances qui composent le tissu osseux; nous complétons ce que nous en avons dit, par cette importante remarque, que les os sont recouverts d'une membrane (*le périoste*) riche en vaisseaux sanguins et en nerfs.

Du Squelette. — L'ensemble des os constitue la squelette, et cette charpente humaine se divise, comme le corps complet, en tête, tronc et membres. (*Voy. pl.* 8 *et* 9.)

Comme on le voit, la colonne vertébrale, composée de vingt-quatre petits os (vertèbres) superposés les uns sur les autres, est comme un long levier servant de point d'appui au squelette entier. Elle soutient la tête, forme avec les omoplates et les côtes la cavité dite thoracique (poitrine), et vient, en insérant sa partie inférieure (le *sacrum*) entre les grands os des hanches, constituer la cavité à laquelle on a donné le nom de *bassin*.

Articulations. — Pour former le squelette, les os s'articulent entre eux et sont généralement mobiles. Cette union a lieu par le concours de ligaments fibreux (*Voy. pl.* 10, *fig.* 3) qui entourent les parties articulées. Les extrémités articulaires offrent une surface molle, gélatineuse, cartilagineuse, et les deux os unis sont séparés par une membrane *synoviale*, qui produit un liquide visqueux destiné à faciliter les frottements.

Des Muscles. — La plupart des mouvements apparents du corps ont pour résultat le déplacement de certains os ; mais ces os ne peuvent se mouvoir qu'au moyen des muscles qui y sont attachés. En effet, toute la masse musculaire, que nous pouvons considérer dans la pl. n° 10, est fixée sur les os, soit par des membranes, soit par des tendons, qui font suite aux aponévroses qui enveloppent les muscles.

De nombreux vaisseaux sanguins, ainsi que des nerfs, se distribuent dans les masses charnues de cet appareil : les premiers, pour y apporter des matériaux réparateurs ; les seconds, pour y provoquer les contractions des fibres

(1) On appelle organe une partie du corps concourant à l'accomplissement d'un acte de la vie. Lorsque plusieurs organes révèlent ensemble un phénomène, une fonction, ils prennent le nom d'appareil.

musculaires et produire des mouvements. — On sait que les muscles sont des faisceaux fibreux ayant la faculté de se raccourcir et de s'allonger.

On distingue les muscles en réfléchisseurs, extenseurs, abducteurs, adducteurs, élévateurs, pronateurs, suivant qu'ils fléchissent ou étendent, éloignent ou approchent, élèvent ou abaissent la partie du corps où ils sont placés. — Enfin, on dit aussi les muscles congénères ou antagonistes, selon que leur action s'ajoute ou se combat.

Dans ce qui précède, il ne s'agit que de la masse musculaire soumise à l'influence de la volonté; sont exceptés ceux qui président aux fonctions nutritives, tels que les muscles de l'estomac, des intestins, du cœur, etc.

Organe de la voix. (Voyez pl. 1.)

Il est un organe de la vie de relation que nous devons placer ici : c'est celui de la voix. Il est formé par le *larynx*, tuyau cartilagineux, à la partie supérieure et intérieure duquel viennent, en saillie, des bourrelets membraneux ou cordes vocales. — Ce tuyau, qui couronne la trachée-artère, est recouvert d'une soupape mobile, l'*épiglotte*.

Les cordes vocales sont au nombre de *quatre*, deux de chaque côté du larynx. L'espace compris entre la corde supérieure et la corde inférieure se nomme *ventricule*. — Neuf muscles seulement mettent cet organe en action : ils ont pour effet de produire l'écartement et le rapprochement des cordes vocales.

APPAREILS DES SENSATIONS

SYSTÈME NERVEUX

Les agents au moyen desquels l'homme perçoit les sensations et se met en rapport avec tout ce qui l'environne, sont des organes spéciaux appelés organes des sens, et dans lesquels se ramifient des nerfs venus d'un centre commun, c'est-à-dire du cerveau ou *encéphale*, et de la moelle épinière ou *bulbe rachidien*. Les nerfs nés de ces derniers organes sont désignés sous le nom de nerfs encéphalo-rachidiens, et appartiennent tous à la vie intellectuelle, c'est à dire au mouvement volontaire ; il en est d'autres qui, quoique nés de même origine, président à la vie de nutrition, excitent les mouvements involontaires, et sont appelés nerfs ganglionnaires. (Voyez page 17.)

Cerveau et moelle épinière. (Voyez pl. 6.)

Ainsi que nous l'avons dit, le cerveau occupe la partie supérieure du crâne, et sa substance médullaire offre, à l'intérieur une matière blanche, à la superficie une matière grise. (1) Cet organe est formé de deux hémisphères dont l'intérieur est creusé de cavités nommées ventricules. — En arrière et au dessous du cerveau, se trouve le cervelet, de structure analogue au précédent et fixé à lui par les attaches de la protubérance. Au dessous de cette dernière, paraît la moelle épinière, qui descend le long du canal creusé dans la colonne vertébrale.

Enfin, le cerveau, qui reçoit en grand nombre des artères et des veines, est recouvert de trois membranes dont les noms sont : la *dure-mère*, l'*arachnoïde* et la *pie-mère*.

(1) Cette substance grise est formée par la réunion de petites cellules douées d'une grande vitalité, et paraissant présider aux actes de la sensation et du mouvement.

Ce sont des cordons blanchâtres, très-résistants, nés des troncs qui s'échappent du cerveau et de la moelle, lesquels troncs se subdivisent en branches, les branches en rameaux, ces derniers en filets fins, déliés, qui s'insinuent et se répandent dans tous les organes.

Il est d'autant plus facile de concevoir ces divisions, que les nerfs sont des filaments réunis en faisceaux et recouverts d'une membrane, le *névrilème*. Les nerfs ne se confondent point sous le névrilème : partis du centre nerveux, ils vont se divisant jusqu'aux parties de l'organisme qu'ils doivent mettre en communication avec le cerveau.

On compte quarante-trois paires de nerfs, dont trente et une qui partent de la moelle épinière, et se répandent dans les parties du tronc et des membres, — et les douze suivantes, nées du cerveau, qui sont :

1° *Nerfs olfactifs*, servant à percevoir les odeurs ;
2° » *optiques*, servant à la vision et se terminant par la rétine ;
3° » *moteurs oculaires* communs, agissant sur certains muscles de l'œil et de la paupière supérieure ;
4° » *pathétique*, produisant les mouvements de rotation du globe de l'œil ;
5° » *trijumeaux*, envoyant une branche à l'œil, une à chaque mâchoire et des ramifications au front, au nez, à la glande lacrymale, etc. Ces nerfs sont moteurs et sensitifs ;
6° » *moteurs oculaires* externes, se distribuant dans un muscle de l'œil ;
7° » *faciaux*, donnant le mouvement aux muscles de la face auxquels la partie sensitive du trijumeau a donné la sensibilité ;
8° » *auditifs*, servant aux fonctions de l'ouïe ;
9° » *glosso-pharyngiens*, se rendant à l'arrière-bouche et à la langue ;
10° » *pneumo gastrique*, allant au pharynx, au larynx, au cœur, aux poumons, à l'estomac, à l'œsophage, au foie ;
11° » *spinal* (moteur), se distribuant aux muscles du larynx, du pharynx ;
12° » *hypoglosses*, produisant les mouvements des muscles de la langue, et se distribuant au cou.

Tous les nerfs soumis aux lois de la volonté sont de deux sortes : *moteurs* et *sensitifs*. Les premiers agissent sur les muscles et commandent aux mouvements ; les derniers, agents sensibles, transmettent au cerveau les impressions du dehors.

Nous allons, maintenant, passer à l'examen des organes des sens, qui sont, comme les espèces de ces qualités, au nombre de *cinq*.

Organes des sens.

ŒIL, OREILLE, NEZ, LANGUE, MAIN (VOIR PL. 7.)

De l'œil. — C'est un globe formé de trois membranes, dont la plus résistante est la sclérotique. Sa partie antérieure est transparente et se nomme cornée ; sa partie latérale et postérieure est opaque. C'est sur la sclérotique que s'attachent les muscles qui font mouvoir le globe oculaire. Ces muscles sont au nombre de six, et impriment à l'œil des mouvements divers.

La seconde membrane est la choroïde, dont la partie antérieure forme l'Iris, espèce de voile, capable de se dilater, et qui est percé, au centre, d'un trou nommé prunelle, ou pupille.

La rétine, troisième membrane, forme la paroi interne du globe. Elle paraît provenir de l'épanouissement du nerf optique. Sa substance est blanche et molle.

L'humeur vitrée est une masse gélatineuse, transparente, qui occupe la cavité du globe oculaire.

Entre l'iris et la cornée, on trouve un liquide nommé humeur aqueuse.

Le cristallin, qui se trouve enchâssé derrière l'iris et devant le corps vitré, est un corps transparent en forme de lentille biconvexe.

Dans la cavité orbitaire osseuse, et au-dessus de la partie latérale du globe, est située la grande lacrymale, qui produit les larmes. Ce liquide, que les paupières conduisent au devant de l'œil, est expulsé de la glande par des petits canaux excréteurs. Sauf abondance, les larmes ne coulent pas le long des joues : elles sont reprises par les *points lacrymaux*, espèce de petits tubes placés dans le corps rougeâtre situé dans le coin de l'œil, tout près du nez, et ensuite portées dans les fosses nasales, d'où elles cheminent vers *l'arrière-bouche.*

De l'Oreille. — Cet organe, assez compliqué, est formé de parties essentielles et auxiliaires. Les premières comprennent les diverses pièces qui constituent le labyrinthe ; les secondes sont la caisse du tympan, l'oreille externe ou *pavillon*, et le canal auditif. (*Voy. pl.* 7, *fig.* 4.) — Comme l'indique le dessin, le tympan est une membrane qui limite le canal auditif, et que tendent deux petits muscles ainsi qu'une chaîne de petits osselets.

C'est par la trompe d'Eustache, ou canal guttural, dont l'orifice principal s'ouvre dans le pharynx (*voy. pl.* 2), que se renouvelle l'air contenu dans la *caisse* du tympan. — Les cavités du labyrinthe sont remplies d'une matière gélatineuse dans laquelle se distribuent les filets du nerf auditif.

Du Nez. — L'appareil de l'odorat consiste en deux grandes cavités : les *fosses* nasales, creusées dans les os de la face, et communiquant au dehors par les narines, à l'intérieur par l'ouverture qui donne accès dans le pharynx. Elles sont séparées de la bouche par la *voûte palatine*, partie osseuse qui se termine, en arrière, par un prolongement musculo-membraneux nommé *voile du palais.* (*Voy. pl.* 2, *fig.* 1.)

Une membrane molle, veloutée, tapisse l'intérieur des fosses nasales : elle se nomme *la pituitaire* et secrète un mucus ou *morve.* — Le nez extérieur offre un prolongement cartilagineux, mû par des muscles qui s'insèrent parmi ceux de la face.

Enfin, ajoutons que c'est dans la partie de la pituitaire qui tapisse la voûte nasale, que se distribuent les ramifications des nerfs olfactifs.

De la Langue. — La langue n'est pas seule l'organe du goût; il faudrait comprendre, dans l'appareil gustatif, la membrane de la cavité buccale, ainsi que celle de l'arrière-bouche.

La langue est un faisceau musculaire recouvert d'une membrane, dans laquelle se répandent les divers nerfs que nous connaissons déjà, et qui aboutissent aux petites éminences nommées *papilles*, indiquées dans le dessin par de petits points noirs. (*Voy. pl.* 7, *fig.* 3.)

Le Toucher. — Nous verrons, dans la deuxième partie de cet ouvrage, que toutes les parties de l'organisme sont pourvues d'une certaine sensibilité; quoi qu'il en soit, la main de l'homme, d'ailleurs si mobile, composée de petits os, de muscles déliés, recouverte d'une peau très fine, est considérée comme l'organe du toucher, ou *tact.*

II. — Appareils concourant aux fonctions de la nutrition.

ORGANES DE LA DIGESTION. (Voy. pl. 2.)

L'appareil digestif se divise en parties essentielles et en partie auxiliaires. Les premières sont la bouche, le pharynx, l'œsophage, l'estomac et l'intestin. On comprend, parmi les auxiliaires, les glandes salivaires, le foie, le pancréas et la rate.

De la Bouche, des Glandes salivaires, du Pharynx et de l'Œsophage. — La bouche est une cavité formée par les deux os maxillaires et les muscles de la face; elle est entièrement tapissée par une membrane pourvue de certains nerfs.

Ses parties antérieures et latérales sont hérissées de petits corps très durs connus sous le nom de *dents*.

Les dents, au nombre de trente-deux chez l'homme adulte, sont composées de trois parties : la *racine*, le *collet* et la *couronne*.

Il y a également trois substances : l'ivoire, dont est composé l'ensemble de la dent; l'émail, qui recouvre la couronne, et la bulbe dentaire, que contient la cavité creusée dans les dents, et dans laquelle se répandent des nerfs et des vaisseaux sanguins.

Les glandes salivaires sont placées de chaque côté de la mâchoire et sous la langue : on les nomme glandes parotides, sous-maxillaires et sublingales. — Ces dernières sont de la grosseur d'un haricot; mais les parotides donnent un volume qui pèse environ de 20 à 25 grammes.

De chaque côté de la bouche, au-dessous du voile du palais, se trouve une petite glande désignée sous le nom d'*amygdale*.

Le pharynx est la continuation de la bouche; c'est un sac membraneux, qui se continue par l'œsophage, tube de même structure.

De l'Estomac et de l'Intestin. — L'œsophage descend le long de la colonne vertébrale, passe derrière le cœur, traverse le diaphragme et débouche dans l'estomac, grand réservoir musculo-membraneux, situé dans l'abdomen.

Le volume de cet organe est assez variable : cependant son diamètre transversal compte de 22 à 25 centimètres. — Trois membranes forment l'estomac : la première, à l'intérieur, est muqueuse; la seconde, fibreuse; la troisième, musculaire. — C'est dans l'épaisseur de la muqueuse, qu'on trouve de nombreuses petites glandes, destinées à produire la liqueur digestive nommée suc gastrique.

L'orifice supérieur de ce réservoir, s'ouvrant dans l'œsophage, se nomme *cardia;* celui qui donne dans l'intestin est appelé *pylore*. Ces deux ouvertures sont bordées d'un anneau musculaire, se fermant et s'ouvrant à des moments donnés.

L'estomac se continue lui-même par l'intestin, tube replié qui n'égale pas moins de six à sept fois la longueur du corps. Il se divise en *gros* et en *grêle*. La partie de l'intestin grêle qui tient à l'estomac, se nomme duodénum; le gros intestin commence au point où paraît la vésicule vermiculaire. Son extrémité, dans une longueur de 18 à 20 centimètres, prend le nom de rectum.

Ainsi que l'estomac, le tube intestinal est formé de trois tuniques membraneuses. On appelle *villosités* de l'intestin, les petites saillies qui couvrent sa surface interne, et *follicules* intestinales les nombreuses glandes dissimulées sous la muqueuse qui constitue cette surface.

ORGANES AUXILIAIRES : **Le Foie, le Pancréas, la Rate et le Péritoine.** — Chacun sait que le foie produit ce suc digestif connu sous le nom de *bile.* Cet organe volumineux est une glande située dans l'abdomen. Sa substance est quelque peu spongieuse et d'un rouge-brun. Son diamètre transversal donne de 28 à 30 centimètres ; son poids, 2 kilogrammes environ. — Le foie reçoit des vaisseaux spéciaux : tels que l'artère hépatique et la veine porte, dont les branches viennent de l'intestin ; et la face inférieure de cet organe, donne naissance, par le canal hépathique, à la vésicule biliaire ou *fiel,* qui communique avec le duodénum au moyen du *canal cholédoque.*

Le pancréas est une glande grisâtre, produisant une liqueur digestive qui a pour nom suc pancréatique. — Placée entre l'estomac et la colonne vertébrale, cette glande plonge son canal excréteur dans la partie du duodénum qui reçoit le canal cholédoque du fiel.

Voisine de l'estomac, la rate est un corps spongieux, d'un rouge violacé, dont on ignore encore le véritable rôle. (*Voy. toujours pl. n°* 2.)

Enfin, les intestins, le foie, l'estomac sont fixés et recouverts par une membrane séreuse, que forment deux feuillets arrosés d'une sérosité propre à faciliter les glissements. On appelle *péritoine* cet organe protecteur, dont certaines portions, d'ailleurs, prennent des noms en rapport avec les fonctions qu'elles remplissent : mésentère, méso-rectum, grand épiploon.

Appareil de la circulation. (Voy. pl. n° 3.)

Cet appareil comprend le cœur, les artères, les veines et les poumons. Ces derniers organes, qui font également partie de l'appareil respiratoire, doivent être indiqués ici comme étant surtout les agents qui lient ce dernier appareil à celui de la circulation.

Bien qu'il n'appartienne point à l'anatomie (1) d'écrire sur la liqueur précieuse, aux usages de laquelle servent les organes que nous allons passer en revue, nous croyons qu'il ne sera pas hors de propos d'indiquer, à cette place même, non le rôle, mais la composition du *sang,* tel qu'on le trouve dans le cœur et les artères.

Le Sang est un fluide rouge, visqueux, qu'un physiologiste a si justement désigné sous le nom de *chair coulante,* puisqu'il est destiné à nourrir tous nos tissus, dont il contient, du reste, tous les éléments. — Hors de la circulation, il s'épaissit et présente une partie demi-solide, rougeâtre, le *caillot,* et une partie liquide, verdâtre, le *sérum.*

Le caillot est une substance nommée fibrine, composée de filaments blancs qui emprisonnent des corpuscules rouges, imperceptibles : les *globules* sanguins. Ces globules paraissent contenir de l'oxygène. Il y a enfin globules rouges et blancs, mais ces derniers sont en nombre très restreint.

D'après les analyses qui ont été faites, mille parties de sang contiendraient les substances suivantes :

68,50 parties d'albumine,		Consultez, à ce sujet, notre petit tableau de chimie.
133 » de globules,		
2,50 » de fibrine,		
3,50 » de corps gras,		
785 » d'eau,		
7,50 » de sels (urée, chlorures, phosphates, fer, etc.)		

(1) **Anatomie** : *Science de la structure et de la dissection du corps.*

La quantité de sang contenue dans l'organisme varie selon la constitution, l'âge et le sexe de l'individu : on porte à 10 kilogrammes le chiffre moyen pour le corps d'un homme adulte.

Du Cœur. — Cet organe est situé au milieu de la poitrine, entre les poumons, et légèrement incliné à gauche. Renfermé dans une membrane séreuse (le *péricarde*) où il agit d'ailleurs très-librement, le cœur est une masse musculaire, creusée de deux cavités internes nommées ventricules *droite* et *gauche*. Chacun de ces ventricules est surmontée d'une *oreillette* (espèce de sac), de laquelle il n'est séparé que par une soupape mobile.

Des Artères et des Veines. — Les vaisseaux sanguins sont des membranes contournées en tubes, et comprennent deux ordres : 1° les artères, qui transportent le sang à toutes les parties de l'organisme ; elles se terminent par des vaisseaux très ténus appelés *capillaires;* 2° les veines, qui ramènent le sang de ces mêmes parties au cœur. Les veines commencent donc où finissent les artères, c'est-à-dire au bout des capillaires.

Toutes les artères partent des divisions d'un tronc commun, l'aorte, qui prend naissance dans le ventricule gauche du cœur.

La disposition générale des vaisseaux sanguins résulte des rôles auxquels ils sont destinés ; du reste, chaque organe reçoit ses artères et ses veines.

L'aorte comprend donc des divisions et des subdivisions nombreuses, à la terminaison desquelles naissent les veines, qui, d'abord très menues, forment des branches, puis des rameaux, et vont se jeter dans les diverses, parties de deux troncs assez gros, appelés veines caves. L'une de ces veines, la supérieure, ramène dans le ventricule droit, le sang venu de la tête et des bras ; la veine cave inférieure déverse dans le même ventricule, le sang ramené du tronc et des membres inférieurs.

On appelle artère pulmonaire un vaisseau tout à fait indépendant de l'aorte, et qui prend origine dans le ventricule droit du cœur, pour remonter et pénétrer ensuite dans les poumons. Là, ses ramifications donnent naissance aux veines pulmonaires (également indépendantes des veines caves), qui viennent déboucher dans l'oreillette du ventricule gauche du cœur.

Appareil de la Respiration. (Voy. pl. n° 4.)

Cet appareil est constitué par le larynx, que nous connaissons, la trachée-artère, les bronches, les poumons, les plèvres, et le diaphragme, dont nous avons déjà souvent parlé.

Le larynx se continue par la trachée-artère, tuyau de 12 centimètres environ de longueur, qui se divise en deux parties nommées bronches. Ces deux divisions envoient leurs ramifications bronchiques dans les poumons.

Le tissu des poumons est très dilatable et criblé d'innombrables cellules, où viennent aboutir les vaisseaux sanguins et bronchiques qui les desservent.

De même que les organes abdominaux sont protégés par le péritoine, et le cœur par le péricarde, les poumons sont enveloppés d'une membrane séreuse, à deux feuillets, nommée *plèvres*.

Appareil de l'Absorption. (Voy. pl. n° 5.)

De tous les points de l'intestin, des villosités, partent des petits vaisseaux très-ténus, les chylifères, qui vont se jeter dans le canal thoracique. Ce canal remonte le long de la colonne vertébrale et va déboucher dans la veine *sousclavière gauche* (une des divisions de la veine-cave supérieure), tout en recevant, sur plusieurs points de son trajet, les troncs des vaisseaux lymphatiques, nés de toutes les parties de l'organisme (de la peau, de l'intestin, de tous les tissus, en un mot), et qui forment, de loin en loin, des petits corps ronds appelés *ganglions* lymphatiques.

Il y a aussi une grande veine lymphatique, située le long de la colonne vertébrale, du côté opposé au canal thoracique, et qui va se jeter dans la veine sous-clavière *droite*.

Appareils des Sécrétions et des Excrétions.

Nous connaissons déjà la plupart des organes sécréteurs, tels que les glandes lacrymales, la muqueuse du nez, les glandes salivaires, celles de l'estomac, le pancréas, le foie, les follicules de l'intestin, les membranes séreuses du péritoine, des plèvres, du péricarde, enfin tous ces appareils qui ont pour objet de sécréter, chacun dans son genre, des sucs nécessaires à l'accomplissement des fonctions de la vie. Il ne nous reste donc plus à parler que des appareils excréteurs.

Nous rangeons sous cette dénomination les organes qui, quoique sécréteurs, n'extraient de la circulation que les matières qui ne peuvent être employées dans les fonctions nutritives ; on peut aussi les appeler : agents de la *dépuration* du sang.

Ainsi, les reins, qui donnent l'urine, ont des canaux et un réservoir destinés à expulser ce liquide de l'organisme.

Les reins sont deux corps glandulaires, de 10 à 12 centimètres de longueur, situés sur les côtés de la colonne vertébrale. (*Voy. pl.* 6, *fig.* 1 *et* 2.) Ils reçoivent des vaisseaux nombreux, et leurs canaux excréteurs sont les urétères, qui conduisent le liquide dans la vessie. Ce réservoir est chargé d'expulser l'urine par la voie du canal de l'*urètre*.

Les poumons sont également des organes excréteurs, puisqu'ils exhalent l'*haleine* (vapeur d'eau et acide carbonique) ; mais il y a un troisième appareil dont nous n'avons encore rien dit : ce sont les glandes sudoripares ou *sudorifères*. Constituées par des espèces de tubes qu'entoure un réseau de capillaires, les glandes sudoripares débouchent toutes à la surface de la peau, et exhalent ce qu'on nomme *transpiration insensible* et *sueur* (vapeur d'eau, chlorures, phosphates, urée, etc.)

Nerfs ganglionnaires. (Voy. pl. 6, fig. 5.)

En terminant la description des organes du corps humain, et avant de passer à l'examen de leurs fonctions, nous devons compléter ici ce que nous avons dit des nerfs qui président aux fonctions de la vie nutritive.

Ces nerfs viennent de deux grands cordons situés sur les côtés de la colonne vertébrale, nommés *grands sympathiques* et nés d'une série de racines, motrices et sensitives, que leur envoie chaque nerf rachidien.

Les poumons, le cœur, le foie, le pharynx, l'œsophage, l'estomac, les intestins reçoivent des branches nerveuses des grands sympathiques.

PHYSIOLOGIE

La physiologie décrit le jeu des organes et indique les conditions nécessaires à l'accomplissement régulier de leurs fonctions.

Nous avons vu que les cellules qui composent nos tissus sont pleines de matériaux propres à remplacer leurs particules usées. Ces matériaux leur sont apportés par le sang, et les molécules usées sont expulsées de l'économie.

L'acte d'assimiler et de désassimiler les éléments des tissus du corps, constitue à lui seul les deux grands phénomènes de la vie nutritive.

Mais le sang contient donc tous les éléments des tissus ?.... D'où tire-t-il ces éléments ? — Le sang, dont nous connaissons déjà la composition, emprunte aux aliments, c'est-à-dire aux végétaux [1], et à l'oxygène, c'est-à-dire à l'atmosphère [2], tous les principes qui composent les tissus de nos organes. Ainsi, les quatre groupes de substances qui forment le sang — les matières albuminoïdes, les principes amylacés et sucrés, les corps gras, les sels minéraux [3] — constituent les matériaux dont sont formés nos os, nos muscles, nos nerfs, nos ongles, etc. La science sait encore que ces quatre groupes de substances peuvent être ramenés à du carbone, de l'azote, de l'oxygène, de l'hydrogène, du soufre, du phosphore, etc., tous éléments simples de la nature [4], dont s'alimente le végétal.

Par exemple, ce que la science ne sait pas et ne saura jamais, c'est le principe intime en vertu duquel ces substances diverses passent à létat d'êtres organisés. Ceci est du divin mystère : il n'appartient point à l'intelligence humaine de le pénétrer jamais.

Les végétaux tirent donc du sol et de l'air les éléments qui les ont organisés, et ne sont pour nous-mêmes que des principes organiques, desquels nous tenons toutes nos forces.— On démontre, en effet aujourd'hui, que les forces (chaleur, électricité, magnétisme) dont l'animal dispose, ne sont pas des *fluides*, ainsi qu'on le croyait naguère, mais simplement des manières d'être des matériaux que nous empruntons au monde végétal. On va plus loin : on expose que ces matériaux sont introduits dans nos organes avec de l'oxygène, et que c'est ce gaz qui, sur une excitation nerveuse, détermine leur combustion [5], tout comme l'étincelle enflamme la poudre.

Nous comprendrons mieux ce phénomène à mesure que nous pénétrerons plus avant dans les notions si intéressantes de la physiologie ; mais d'après les explications qui précèdent, il a été possible au lecteur de reconnaître la source de la chaleur animale, qui, chez l'homme adulte, est de 37° environ.

Cela dit, passons à l'étude des fonctions de la vie nutritive et de relation.

(1) Attendu qu'en dernière analyse, les animaux, dont la chair sert de pâture aux autres animaux, se nourrissent de végétaux, c'est bien le règne végétal qui alimente le monde animal.

(2, 3, 4.) Consultez le tableau de chimie.

(5) On doit entendre, ici, combustion pour oxydation ; c'est-à-dire la combinaison de l'oxygène avec les autres éléments des tissus, combinaison accompagnée d'un dégagement de calorique.

Fonctions des organes de la vie nutritive.

DIGESTION

Des Aliments. — La digestion transforme les aliments en parties assimilables, qui vont au sang, et en parties non assimilables, qui sont expulsées de l'économie,

En disant, plus haut, de quels éléments sont composés les tissus et le sang, nous avons indiqué déjà que, pour être nutritifs, les aliments doivent contenir de l'azote (*matières albuminoïdes*), du carbone (*substances amylacées et corps gras*), puis des sels minéraux (*chlorures, phosphates, etc*).

Nous allons examiner maintenant dans quelles proportions doivent se rencontrer ces substances.

Les recherches de M. Payen, de l'Institut, portent à 310 grammes de carbone et à 20 d'azote, la moyenne des pertes quotidiennes d'un homme soumis à un travail ordinaire. Il est certain qu'on ne peut indiquer la ration d'un individu, sans avoir connaissance exacte du chiffre de ses pertes. Or, rien n'est précis à cet égard ; ce chiffre varie énormément, sans doute, chez le même sujet. C'est donc à l'intelligence qu'il appartient d'intervenir et de proportionner approximativement les recettes du sang aux dépenses de l'économie.

Fonctions digestives. — En raison de ses pertes de tous les instants, le corps, par deux sensations internes, la *faim* et la *soif*, réclame bientôt à l'homme des matériaux réparateurs indispensables. Ce dernier choisit des aliments, les divise dans sa bouche, en les broyant avec les dents, les humecte de salive, et les envoie dans l'estomac, en les faisant glisser sous les contractions du pharynx et de l'œsophage.

L'action des dents, celle de la salive, sont plus importantes qu'on ne saurait le croire : bien des affections de l'estomac n'ont pour cause qu'une mauvaise mastication. L'action de la salive sur les aliments, se manifeste en transformant en glycose les matières féculentes ou amylacées.

Les contractions de l'estomac impriment à la masse alimentaire un mouvement de rotation propre à la bien imprégner de suc gastrique, cette liqueur digestive que verse, seulement alors, la muqueuse interne. Le suc gastrique semble n'attaquer que les substances albuminoïdes et amylacées; mais il transforme en une bouillie blanchâtre (*le chyme*), la masse des aliments ingérés.

Passé dans l'intestin par l'orifice du pylore, le chyme est alors soumis à l'action de la bile, mélangée aux sucs pancréatique et intestinal, qui complètent sa transformation.

La bile, sécrétée en abondance par le foie, et dont le rôle nous est très imparfaitement connu, émulsionne les corps gras, tandis que le suc pancréatique semble réagir à la fois sur ces corps et sur les matières amylacées. Quant au suc intestinal, on croit qu'il réunit toutes les propriétés des autres sucs digestifs.

Comme nous l'avons dit au début, le résultat de la digestion consiste dans la division de la masse alimentaire en principe nutritif (le *chyle*), et en résidus non-nutritifs (les *excréments*). Ces derniers sont expulsés au dehors par les contractions du rectum ; le chyle, destiné à nourrir les tissus, est pris par les vaisseaux absorbants, porté au cœur, puis aux poumons, où, après avoir reçu de l'oxygène, il devient sang artériel.

Circulation.

C'est sous forme de chyle et de lymphe que sont introduits dans le sang les nouveaux matériaux.

Nous connaissons le chyle : c'est le produit de la digestion. La lymphe, qu'on croit être soit l'excédant des matériaux non utilisés par les organes, soit les molécules usées de ces derniers, est un liquide jaune pâle que l'on rencontre dans les vaisseaux et les ganglions lymphatiques.

En sortant de l'intestin, le chyle est pris par des vaisseaux absorbants, que nous étudierons plus tard, et porté dans le ventricule droit du cœur, où il se mêle avec le sang veineux, ramené par les veines de toutes les parties du corps, et avec la lymphe, conduite par ses vaisseaux particuliers.

Ces trois liqueurs, dont le mélange est de couleur noirâtre, ont dû, pour arriver dans le ventricule droit, traverser l'oreillette droite, qui a refermé sa *valvule* (soupape mobile) pour s'opposer à leur retour dans les vaisseaux conducteurs. — Dès lors, une contraction du ventricule les engage dans l'artère pulmonaire, dont la valvule se ferme également ; elles parcourent les vésicules des poumons, où le contact de l'air appelé par la respiration, les fait se constituer en sang rouge ou artériel, c'est-à-dire propre à l'alimentation des tissus. Ce dernier phénomène a reçu le nom d'*hématose*.

L'hématose accomplie, ce nouveau sang est amené par les veines pulmonaires à l'oreillette gauche, d'où il passe dans le ventricule gauche, qui, par une contraction, le lance dans l'aorte et dans toutes les artères.

Dans ces derniers vaisseaux, ramifiés à l'infini, il parcourt tous les organes, leur laissant des matériaux et de l'oxygène, et quand il s'engage dans les capillaires, il est à peu près dépouillé de principes nutritifs, surtout d'oxygène.

Des capillaires, le sang passe dans les veines, précipite sa course dans les rameaux veineux, traverse rapidement les veines caves, l'oreillette droite et se jette dans le ventricule droit du cœur. Du ventricule, il va aux poumons subir l'hématose, revient au cœur, se lance dans l'aorte, dans les artères, etc. L'opération que nous venons de décrire se renouvelle en une minute, 70 fois environ chez l'homme adulte, 75 chez la femme, et chez l'enfant d'un an, environ 120 fois.

Les contractions des oreillettes gauche et droite ont lieu en même temps ; puis viennent celles des deux ventricules, qui ont également lieu simultanément. A mesure que s'effectuent ces contractions, le cœur subit un certain déplacement, auquel on a donné le nom de *battement* ou *pulsation*.

Respiration.

La respiration, avons-nous déjà dit, a pour objet d'appeler l'air atmosphérique dans les poumons, et de fournir au sang un principe gazeux : l'oxygène.

Nous aurions dû ajouter que lorsque le sang veineux circule dans les poumons pour subir l'hématose, ces derniers organes le dépouillent d'un composé impropre, provenant de l'usure ou plutôt de l'*oxydation* des éléments des tissus, et connu sous le nom d'acide carbonique.

La respiration a deux mouvements, l'inspiration et l'expiration. Pendant l'inspiration, le muscle diaphragme s'étend, la poitrine s'élargit, les poumons se dilatent et l'air pénètre dans les vésicules pulmonaires, où a lieu l'absorption de l'oxygène par le sang (1). Dans l'expiration, le diaphragme reprend

(1) Par endosmose. (Voir les fonctions de l'absorption.)

sa première position, la poitrine se resserre et comprime les poumons. L'air est alors expulsé, privé d'une certaine portion d'oxygène, en échange duquel il ramène une quantité donnée d'acide carbonique et de vapeur d'eau.

Dans la circulation, l'oxygène venu des poumons est porté dans tous les organes par les globules sanguins; mais c'est le sérum du sang qui sert de véhicule à l'acide carbonique apporté à l'appareil pulmonaire.

Absorption.

L'absorption appelle et conduit dans le torrent de la circulation, les divers éléments utiles à l'économie.

Il y a l'absorption pulmonaire, dont nous venons de parler, l'absorption intestinale, l'absorption cutanée.

L'absorption intestinale a lieu par la voie des vaisseaux chylifères et lymphatiques. Les premiers, les chylifères (1), prennent le chyle dans l'intestin et le conduisent d'abord dans le canal thoracique; mais tous, en dernier lieu, le portent dans la veine cave, qui le verse dans le ventricule droit du cœur.

L'absorption cutanée a lieu à la surface du corps, par les glandes cachées sous la peau. C'est ainsi que pénètrent dans l'organisme l'humidité de l'air, les bains et les agents médicamenteux.

On a cru pendant fort longtemps que les vaisseaux de l'absorption étaient pourvus de *bouches absorbantes*. On sait aujourd'hui que ces organes sont terminés en cul-de-sac par une membrane à travers laquelle se fait l'absorption. Cette filtration (ou imbibition) est connue sous le nom d'endosmose; elle consiste dans l'échange — jusqu'à équilibre de densité — de deux liquides dissemblables séparés par une membrane perméable.

Sécrétions et Excrétions.

Il a été parlé ailleurs des muqueuses et des corps glandulaires qui sécrètent divers principes utiles à l'accomplissement des fonctions de nos organes. Nous savons, par exemple, que les glandes lacrymales produisent les larmes ; les glandes salivaires, la salive ; les glandes de l'estomac, le suc gastrique, etc. ; ajoutons qu'il y a des muqueuses et des séreuses, comme la pituitaire (muqueuse nasale), le péricarde, la membrane synoviale (des articulations osseuses), qui, toutes, sécrètent un liquide propre à les maintenir dans un état de souplesse indispensable à leur jeu, ou à faciliter les frottements de leurs feuillets.

Les glandes salivaires fournissent par jour environ 1 kilog. 1/2 de salive ; celles de l'estomac, 12 et 13 kilog. de suc gastrique. Le foie donne, dans le même temps, 1 kilogr. de bile, et une certaine quantité de matière sucrée (*amidon hépatique*). — Ces deux derniers sucs, ainsi que la liqueur pancréatique et le suc intestinal, ne s'écoulent dans l'intestin que pendant la digestion. La bile s'amasse dans le vésicule du fiel, et passe dans le duodémum par la voie du canal cholédoque.

Le rôle de la plupart de ces sécrétions est très-mal connu, et la cause des phénomènes qui les produisent, absolument ignorée,

Il nous reste à parler de la dépuration du sang par les organes excréteurs.

Les reins, les poumons et la peau sont chargés d'éliminer les éléments usés des tissus. Ces éléments, après avoir éprouvé certaines métamorphoses, sont ramenés en dernier lieu à l'état de composés, tels que l'urée, les phosphates, les chlorures, les sulfates, etc., et expulsés par les reins et les

(1) On a remarqué que les chylifères absorbent plutôt les corps gras, que les lymphatiques ne prennent jamais.

glandes sudorifères. L'haleine expirée par les poumons, contiendrait, outre la vapeur d'eau et l'acide carbonique, des quantités minimes d'urates, de chlorures, et même des germes de certains *parasites*. (1)

Terminons en déclarant que, lorsque des causes quelconques viennent supprimer la dépuration du sang, la mort ne tarde pas à venir.

Fonctions de relation.

C'est au moyen des sensations produites sur les sens et transmises au cerveau, que l'homme se met en rapport avec les objets qui l'entourent. Les impressions reçues par le cerveau lui sont communiquées par les nerfs sensitifs ; les ordres donnés aux muscles par le cerveau ou la moelle épinière leur sont apportés par les nerfs moteurs. Par exemple, quand nous posons notre main sur la flamme d'une bougie, les nerfs sensitifs transmettent au cerveau une impression douloureuse, et ce dernier excite aussitôt les nerfs moteurs des muscles du bras, qui se contractent et s'éloignent alors de l'objet enflammé. — Mais passons, dès ce moment, à l'étude des actions cérébrales, et du mécanisme des organes des sens (2) ; nous traiterons ensuite des fonctions de l'appareil des mouvements.

Fonctions du système nerveux.

Des sensations. — Souvent répétées, les impressions finissent par laisser au cerveau des traces auxquelles, plus tard, l'intelligence fait appel. Le résultat de ce phénomène est connu sous le nom de *mémoire*, faculté précieuse qui nous permet d'associer les sensations passées à l'état *d'idées*.

De cette association, une seconde faculté, le *jugement*, tire ses rapports, dont l'ensemble constitue le *raisonnement*.

Cela nous conduit à remarquer combien les sens sont sujets à de profondes erreurs. Qui de nous, en effet, dans un âge plus ou moins tendre, n'a pris un corps immobile pour un objet de terreur ; le bruit sourd du vent, pour pour le chuchotement de voix invisibles ? — Les préjugés vulgaires n'ont souvent pas d'autres causes. On croyait, depuis des siècles, que le soleil tournait autour de la terre ; dès lors, Copernic n'osa publier son système planétaire qu'au moment de mourir. Galilée, jeté en prison pour l'avoir enseigné, fut obligé de se rétracter et de satisfaire ainsi à la croyance de despotes soumis aux hallucinations de leurs sens.

Défions-nous donc des apparences trompeuses, et sachons avoir soin de soumettre, le plus souvent possible, un sens au contrôle d'un autre sens.

Cerveau. — On peut déduire de ce qui précède que le cerveau est le foyer des facultés intellectuelles. Ce sont les cellules nerveuses, composant la substance grise de cet organe, qui perçoivent les sensations et y répondent en commandant aux agents du mouvement.

Moelle épinière. — On attribue aujourd'hui à la moelle épinière la propriété de recevoir des sensations et de commander certaines excitations motrices, que l'on croyait naguère ne pouvoir être provoquées que par le cerveau.

Nerfs. — Nous connaissons les fonctions des nerfs du cerveau et de la moelle rachidienne ; démontrons maintenant que les nerfs ganglionnaires ne

(1) On voit combien il faut éviter de recevoir en plein visage l'haleine d'un autre individu.

(2) Des raisons, concluant toutes en faveur de la clarté du sujet, nous ont fait ne pas suivre, pour la partie physiologique, l'ordre que nous avions adopté pour la description anatomique des organes du corps humain.

constituent pas un centre nerveux à part, ainsi qu'on l'enseignait autrefois. Ils sont, en effet, dépendants de la moelle épinière et, par suite, du cerveau, sans cependant subir l'action directe de la volonté. — C'est en tenant compte de cette dépendance qu'on peut démontrer l'influence évidente du moral sur le physique. On sait qu'une émotion profonde peut causer des dérangements d'intestin ; qu'un individu en proie à des chagrins sérieux, à des remords, tombe malade, languit et souvent meurt. Un lord Lidleton avait à se reprocher des violences envers une jeune fille, qui en mourut. Frappé de terreur, ce lord croit, la nuit, s'entendre interpeller d'un son de voix terrible : « *Dans deux heures!....* » et effectivement le lord expira dans ce temps (1).

Des Sens.

Ils sont au nombre de cinq, savoir : la *vue*, l'*ouie* l'*odorat*, le *goût* et le *toucher*, dont nous allons sur le champ étudier le mécanisme.

De la Vue. — L'œil peut être comparé à la *chambre noire* (2) dont se servent les photographes. Ainsi la sclérotique et la choroïde forment les parois de l'appareil ; le cristallin et le corps vitré sont les lentilles convergentes ; enfin, la rétine tient lieu de plaque photographique. L'air contenu dans la chambre noire est remplacé par l'humeur aqueuse.

Les points lumineux, partis d'un corps éclairé, traversent la cornée, la prunelle, le cristallin et le corps vitré. Dans leur passage à travers ces deux derniers corps, les rayons lumineux se rapprochent d'un point central, se croisent et vont peindre sur la rétine l'image de l'objet qui les produit. — Seulement, on ignore comment le cerveau reçoit la vue *droite* des objets dont l'image paraît *renversée* sur la rétine.

Selon les besoins, l'œil s'adapte à toutes les distances, en faisant varier la courbure de son cristallin.

De l'Ouie. — Le son est la sensation perçue par l'organe de l'ouïe : il résulte d'un mouvement vibratoire imprimé à un corps sonore.

Le son ne se propage pas dans le vide : l'air et tous les corps gazeux peuvent seuls le transmettre.

Voici le mécanisme de l'audition : — Les vibrations, reçues par le canal auditif, vont frapper la membrane du tympan, dont les mouvements sont reproduits par la seconde membrane qui sépare le tympan du labyrinthe. Dès lors, les ramifications du nerf auditif qui baignent dans le labyrinthe, s'emparent des impressions communiquées et les transmettent au cerveau.

De l'Odorat, du Goût et du Toucher. — Les fonctions de ces trois sens sont très peu connues de la science actuelle. On sait seulement que les *corps gazeux* ont seuls la propriété de produire les sensations olfactives ; que les *liquides* peuvent seuls imprimer des sensations gutturales; et que la main est, de toutes les parties du corps, celle qui possède à un très haut degré la sensibilité *tactile*.

(1) Tiré du *Journal complémentaire des Sciences médicales*, 1820.

(2) C'est une caisse ayant, sur un côté, une ouverture circulaire dans laquelle on enchâsse une lentille convergente (verre à deux surfaces sphériques, *bi-convexe*, ou à une surface sphérique et l'autre plane, *plan-convexe*). Les rayons lumineux, partis des objets extérieurs, viennent peindre l'image renversée sur la plaque photographique fixée au fond de la caisse. Il est facile de redresser cette image à l'aide de certain procédé.

Ainsi, le rôle des papilles linguales n'est pas encore démontré, et c'est à peine si l'on ose affirmer que le siége du goût réside au bout de la langue et dans l'arrière-bouche.

Voix et Parole.

L'air expulsé par les poumons produit les divers sons de la voix en passant dans le larynx, traversant la glotte et faisant vibrer les cordes vocales. Mais le passage de l'air ne suffit pas pour produire la voix, et c'est sous l'action de la volonté que se tendent les cordes vocales et se meuvent les muscles du larynx et de la poitrine.

Pendant la production des sons, les bronches, la trachée-artère, les fosses nasales et la cavité pharyngienne vibrent en même temps que les cordes; et plus la glotte est resserrée, plus le son est aigu.

Les sons modifiés par la langue, les dents et les lévres, forment la voix articulée, c'est-à-dire la *parole*. On appelle voix de tête, ou nasillarde, celle où dominent les vibrations des membranes du nez et du pharynx.

Des Mouvements.

La vie de relation nécessite de nombreux mouvements, qu'effectuent les organes, muscles et os, dont nous connaissons la structure et les dispositions. Nous savons aussi que c'est par leur allongement et leur contraction que les muscles, fixés sur les os, opèrent des déplacements, dont les divers modes constituent la *locomotion*. La locomotion comprend : le *marcher*, le *saut*, la *course* et la *natation*.

La fibre musculaire n'agit que sous l'influence de certains excitants : les acides, l'ammoniaque, le sel marin, appliqués sur les muscles; les piqûres, la chaleur, l'électricité, provoquent en effet les contractions des fibres; mais le système nerveux, dont la vitesse de transmission ne dépasse guère trente mètres par seconde (1), est néanmoins le plus énergique des excitants musculaires.

C'est le système nerveux qui est chargé de mettre en action les forces qui résident à l'état latent dans les faisceaux musculaires. Or, on sait que ces forces sont représentées par les matériaux que distribue le sang dans toutes les parties de l'organisme.

On évalue à six ou sept kilogrammes, la force que peut engendrer chez l'homme un centimètre carré de muscle ; ce qui, toutefois, n'est pas en rapport avec la force déployée par les muscles si grêles de petits animaux, tels que l'oiseau, le hanneton, la mouche, la sauterelle.

(1) La vitesse de la lumière est de 300,000,000 mètres par seconde ; celle de l'électricité de 464,000,000 mètres ; celle du son de l'air, 332 mètres.

Bordeaux. — Imprimerie Nouvelle A. BELLIER, rue Cabirol, 16.

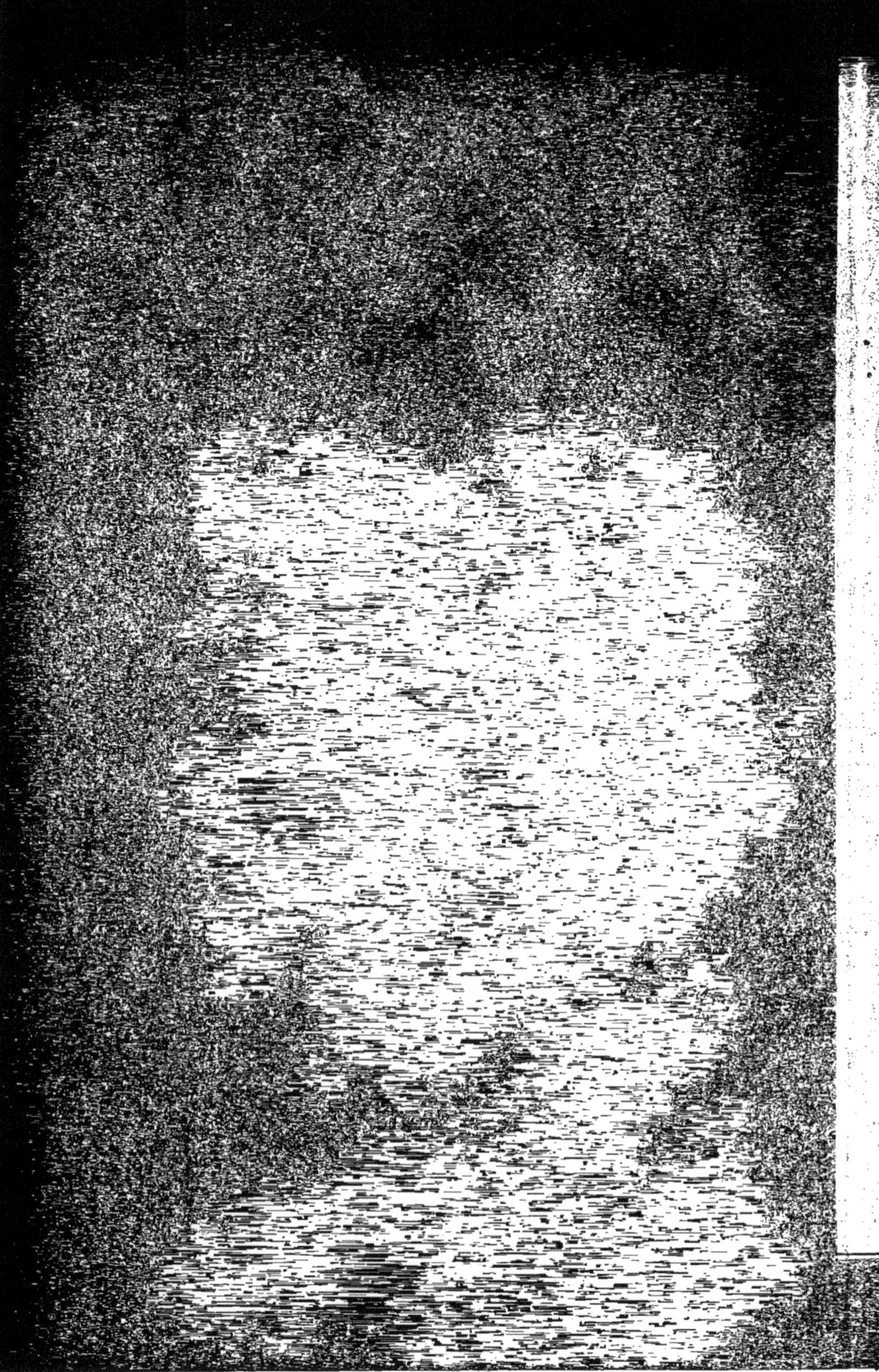

www.ingramcontent.com/pod-product-compliance
Ingram Content Group UK Ltd.
Pitfield, Milton Keynes, MK11 3LW, UK
UKHW021209230726
13926UKWH00001B/400